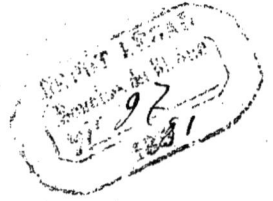

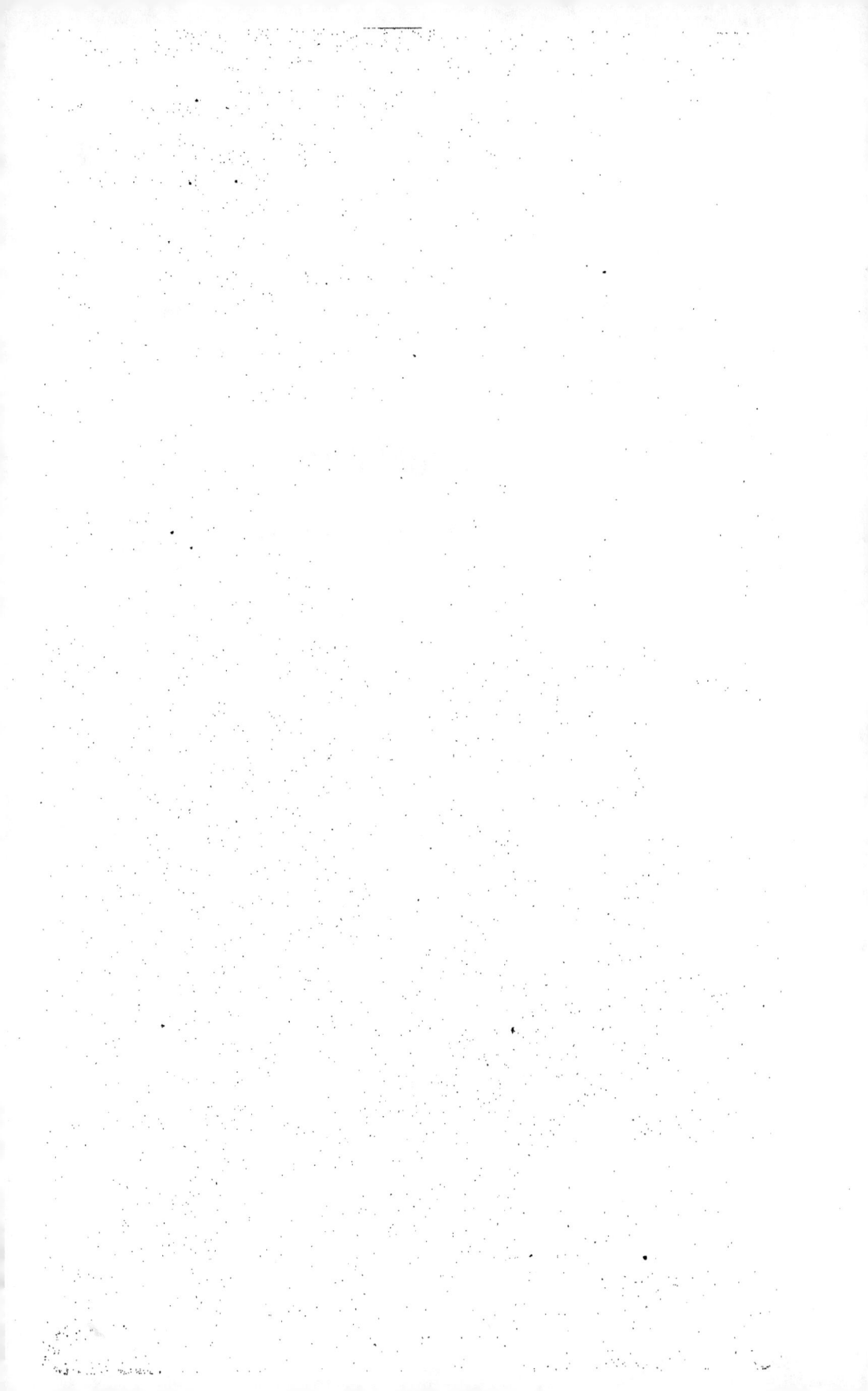

DES EFFETS SECONDAIRES OU ATTARDÉS

DE

L'ANESTHÉSIE

ET PLUS PARTICULIÈREMENT

DE LA CHLOROFORMISATION

Par le Professeur SIRUS-PIRONDI

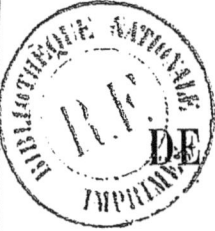

PREMIÈRE LEÇON DU SEMESTRE D'ÉTÉ 1881

RECUEILLIE

Par CONSTANTIN ODDO

Externe des hôpitaux de Marseille, lauréat de l'École de Médecine.

MARSEILLE

TYP. ET LITH. BARLATIER-FEISSAT PÈRE ET FILS
Rue Venture, 19

—

1881

DES EFFETS SECONDAIRES OU ATTARDÉS

DE L'ANESTHÉSIE

ET PLUS PARTICULIÈREMENT

DE LA CHLOROFORMISATION

❦

MESSIEURS,

Nous avons à nous occuper dans le présent semestre des maladies de la bouche, du cou et du thorax, et n'ai pas besoin de vous dire si les nombreux organes faisant partie de ces trois régions réclament une étude sérieuse des diverses lésions dont ils peuvent être atteints. Cette étude sera longue et je dois avoir hâte de la commencer ; cependant je tiens à vous dire quelques mots aujourd'hui sur un sujet avec lequel les chirurgiens ne sauraient trop se familiariser, et qui peut fournir à ceux qui, parmi vous, suivent attentivement les cliniques, l'occasion de recueillir d'intéressantes observations.

Depuis que l'*anesthésie*, c'est-à-dire la possibilité de *diminuer*, voire même de *supprimer* artificiellement et momentanément la sensibilité et la motricité, a été introduite dans la pratique chirurgicale, il n'est pas de chirurgien qui ne saisisse avec empressement l'occasion d'en louer les bienfaits. Et j'ai moi-même un peu forcé la note dans ces derniers temps, en disant que de l'ancienne devise *cito tuto* et *jucunde*, on doit absolument intervertir l'ordre des deux premiers termes, tout en laissant subsister le troisième sous la protection du chloroforme. Hâtons-nous d'en convenir : si l'on veut examiner sérieusement la question, on ne peut admettre que tout en supprimant la *douleur*, la *joie* puisse trouver place dans l'esprit des malheureux soumis à une opération quelconque. Un sentiment de vive satisfaction peut sans doute succéder à une opération subie avec succès; mais la satisfaction faisant suite à un danger passé ne saurait être l'équivalent d'une *joie* ressentie dans un moment plus ou moins redoutable. Et sous ce rapport, je ne puis donner tort à un des plus sympathiques et des plus éloquents professeurs de la Faculté des lettres (M. Bizos) lorsqu'il me fit observer, tout dernièrement, après la séance publique tenue à Aix — et avec un peu de malice de bon aloi — que bon nombre de patients et de patientes surtout, s'inscriraient contre le mot *jucunde*, fût-ce même après le plus heureux des accouchements.

Quoiqu'il en soit, mon but aujourd'hui est de vous parler des effets *secondaires* ou *attardés*, de l'anesthésie, sujet que je n'ose dire nouveau, mais qui ne me semble pas avoir été encore suffisamment étudié.

Et d'abord permettez-moi une courte revue retrospective qui pourra, Messieurs, vous rappeler une fois de plus que toute découverte importante est la conséquence pour ainsi dire ordinaire d'un long et laborieux travail préparatoire, qui a subi l'élaboration lente mais continue de plusieurs pionniers de la science, jusqu'au moment où *le fruit étant mûr*, on a pu le cueillir et l'offrir tout beau à l'admiration des connaisseurs. Evidemment cela ne saurait diminuer le mérite du dernier arrivant, mais cela nous recommande d'être justes envers ses prédécesseurs, si nous désirons n'être pas oubliés par ceux qui nous succèderont.

En 1847 la nouvelle arrive en Angleterre et en France qu'un docteur américain, M. Morton, a pu insensibiliser les malades, au moment de subir des opérations plus ou moins douloureuses, en les soumettant à des inhalations d'éther. En France comme en Angleterre les essais de Morton sont répétés avec succès, et disons de suite que l'Hôtel-Dieu de Marseille ne fut pas des derniers à vouloir bénéficier de la nouvelle et si importante méthode. Mais au moment où les ovations se multiplient en faveur du docteur Morton, voilà un chimiste américain, Charles Jackson, qui prouve pièces en main, que c'est à lui que Morton doit l'agent anesthésique qu'il a mis en usage. Les preuves sont si palpables que le Gouvernement français décide de récompenser M. Jackson et le nomme chevalier de la Légion d'honneur. Cependant une nouvelle réclamation surgit; un dentiste d'Hartford, dans l'état de Connecticut, Horace Wells, soutient que dès 1844, frappé des effets singuliers produits par le gaz nitreux (gaz hilariant) qu'il avait observés dans divers cours de chimie, il avait eu l'idée de l'essayer d'abord sur lui-même et de l'appliquer ensuite sur d'autres pour extraire des dents sans douleur. Un succès complet ayant répondu à ses premières tentatives, H. Vells se rendit à Boston (même année) et communiqua à Morton la voie nouvelle qu'il venait de découvrir. Cette voie aurait donc été ouverte d'abord par Wells, puis élargie par Jackson et livrée ensuite à une complète circulation par Morton. Mais doucement, il s'en faut que les premiers coups de pioche puissent être attribués à H. Wells.

Et en effet, dans un article fort intéressant du *Dictionnaire de médecine et de chirurgie pratique* (Jaccoud) Giraldès rappelle que les travaux mémorables de Lavoisier et de Priestley avaient engagé, dès la fin du siècle dernier, un médecin anglais, Beddoës, à introduire dans la pratique médicale les inhalations gazeuses. Un autre médecin anglais, Richard Pearson, fonda à Bristol, et à la même époque, un établissement ou *institution pneumatique* où les malades étaient traités par les inhalations d'éther. Et c'est à l'initiative de ces deux praticiens que l'on doit les premiers travaux du grand chimiste Humphrey Davy qui, ayant reconnu plus tard les propriétés *stupéfiantes* du protoxyde d'azote — essayé sur lui-même pour calmer les névralgies dentaires auxquelles il était sujet — formula en fait et en quelques mots l'*anesthésie chirurgicale* en disant que l'*on pourrait employer le protoxyde d'azote dans les opérations chirurgicales puisqu'il a la propriété de détruire ou annuler les douleurs physiques !*

Incontestablement les chimistes américains se sont inspirés des recherches de Davy qui continuaient celles de Lavoisier et de Priestley. Mais nous pouvons remonter plus haut encore et trouver au milieu du xviiᵐᵉ siècle, les premières traces ou essais d'anesthésie chirurgicale. C'est, en effet, en 1650, qu'eût lieu à Troyes un procès interminable intenté par le corps médical de cette ville contre *Nicolas -Bailly*, maître barbier et *chirurgien de longue robe* de la Faculté et Université de Paris, qui avait eu *l'audace de donner de son chef aux malades, des remèdes internes pour les endormir et apaiser la sensibilité à la douleur dans les opérations*. Ce procès dura plusieurs années, et grâce à l'intervention de Guy-Patin, qui n'était pas tendre pour les *malheureux chirurgiens*, maître barbier Nicolas Bailly, à longue ou à courte robe, n'eut pas gain de cause. Depuis cette regrettable époque vous devez convenir, Messieurs, que la *chirurgie*, s'est noblement vengée des humiliations que lui infligeaient la *médecine ;* mais je n'ai pas à rentrer ici dans des détails qui nous éloigneraient trop de notre sujet. Et pour le moment mon but est atteint si j'ai pu vous prouver la vérité de l'ancien dicton : *nihil sub sole novum ;* vous pourriez du reste, si de pareilles études historiques vous intéressent, consulter diverses publications de M. Dechambre, le savant rédacteur en chef de la *Gazette hebdomadaire*, et le curieux mémoire récemment publié dans ce même journal par M. Ch. Eloy, ancien interne des hôpitaux de Paris.

Que l'éther ait été avantageusement remplacé plus tard par le chloroforme, sous l'impulsion de Flourens, et de Simpson d'Edimbourg ; que le chloroforme puisse, à son tour, être avantageusement remplacé par le protoxyde d'azote, en se conformant aux belles recherches et très curieuses expériences de M. Paul Bert, c'est ce que je n'ai pas non plus l'intention d'examiner en ce moment, et je reviens à la question que nous nous sommes posée : l'anesthésie étant pratiquée et obtenue par un agent quelconque et particulièrement par le chloroforme, y a-t-il des effets *secondaires* ou *attardés* dont il faille tenir compte et se méfier ?

Les minutieuses études faites par les expérimentateurs les plus autorisés, et notamment par Flourens, sur l'action du chloroforme, ont prouvé, je crois, que les anesthésiques n'agissent pas comme *toxiques* mais comme *modificateurs* de l'innervation. Peu importe, après tout, de ne pouvoir connaître dans l'état actuel de nos connaissances, quelle est la nature et la cause de cette modification ; elle existe, elle est dangereuse toujours, mortelle parfois, voilà ce dont il faut avant tout se souvenir.

Cette modification se fait sentir d'abord au cerveau, puis au cervelet, ensuite à la moelle épinière et enfin à la moelle allongée, d'où collapsus complet avec arrêt des fonctions de la respiration et de la circulation. C'est là du moins le résultat des nombreuses expériences de Flourens, qui divisa en outre les effets de la chloroformisation en trois périodes : excitation, tolérance et anesthésie. Chacune de ces expressions en dit assez pour nous dispenser d'en signaler la signification.

Ces effets sont-ils immédiats, et à quelle dose faut-il porter les inhalations ?

On a beaucoup écrit, Messieurs, sur la limite des doses auxquelles on peut porter l'usage des anesthésiques, et plus particulièrement celle du chloroforme, qui est le plus communément employé ; on a beaucoup discuté aussi sur leur mode spécial d'action, et je dois avouer que, pour ce qui me concerne, je n'en sais pas davantage aujourd'hui que le premier jour. En admettant que d'un côté la préparation du chloroforme soit toujours parfaite et identique dans toutes les mains qui l'emploient, il y a de l'autre côté des facteurs si variables et si difficiles à apprécier d'avance, qu'il me paraît peu probable qu'on puisse parvenir sous ce rapport à une formule exacte. Comment calculer, en effet, la *force* et la *profondeur* de l'inhalation selon l'âge, la constitution, l'intelligence ou la bonne volonté de l'individu, la température de l'air ambiant, et les dimensions du local où l'expérience a lieu, de la sensibilité trop grande ou un peu obtuse du système nerveux ? ainsi de suite. J'ai connu des personnes chez lesquelles un grand nombre d'inhalations étaient nécessaires

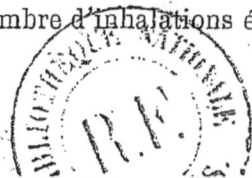

pour obtenir un relâchement musculaire complet et une perte non moins complète de la sensibilité. Chez d'autres, au contraire, dès les premières inhalations on a pu craindre un collapsus par trop radical. Comme premier exemple, je puis citer un jeune matelot de 18 ans, fortement musclé, qui fut porté à l'Hôtel-Dieu atteint de luxation coxo-fémorale datant de plus de 15 jours. Ce ne fut qu'après *trois* heures de chloroformisation, à la vérité souvent interrompue, que nous obtînmes un relâchement musculaire complet qui nous permit de remettre le fémur en place. Comme deuxième exemple, je citerai une femme assez jeune encore et bien constituée, atteinte de luxation scapulo-humérale, et qui nous a causé une assez vive alerte à la 4me ou 5me inhalation.

Voilà pour ce qui concerne les doses. Quant aux effets de la chloroformisation, il en est d'immédiats, et de médiats ou secondaires et plus ou moins *attardés*.

Les effets immédiats, vous les connaissez, et il n'est probablement personne parmi vous qui n'ait assisté à l'application préalable de l'anesthésie au moment de pratiquer une opération importante. Dans la plupart des cas, vous voyez d'abord une certaine excitation chez le sujet soumis aux inhalations, puis quelques désordres dans les mouvements, suppression ensuite de toute motilité et de la sensibilité, et enfin ralentissement de la respiration et des contractions cardiaques. Ces deux derniers symptômes correspondent précisément à l'action de la substance anesthésique sur la moelle allongée, et ce sont eux aussi qu'il faut surveiller très attentivement, car arrêter complètement les mouvements du cœur, c'est produire la syncope, et la syncope prolongée c'est la cessation de la vie.

Le réveil est parfois prompt, d'autres fois lent, difficile, intermittent; l'opéré conserve un peu de stupeur dans le regard, ses idées ne se coordonnent que graduellement, et bien d'autres inconvénients s'en suivent sur lesquels je tiens précisément à appeler toute votre attention, car ils constituent ce que j'appelle les effets *secondaires* ou *attardés* de l'anesthésie.

Parmi ces effets, il en est de légers, il en est d'une certaine

gravité relative, il en est aussi et malheureusement d'irré-
parables.

Parmi les accidents consécutifs légers, je signalerai quelques dérangements dans les fonctions digestives, alors même
qu'il n'y a pas de vomissement après le réveil ou au moment de l'opération.

J'ai observé aussi une somnolence qui s'est prolongée cinq
fois pendant trois jours, et deux fois pendant six jours, par
intervalles irréguliers. Et sous ce rapport j'ai pris note d'un
fait assez bizarre et que je vous communique sous toute
réserve, car je ne suis guère partisan du raisonnement : *post
hoc ergo propter hoc*. A la suite de l'anesthésie obtenue par
l'inhalation du protoxyde d'azote, à l'occasion de l'arrache-
ment d'une dent, le réveil fut prompt, m'a-t-on affirmé — car
je n'assistais pas à l'opération — mais l'opérée a éprouvé
pendant trois jours consécutifs, une somnolence marquée et
prolongée, apparaissant à *heure fixe* et en complet rapport
avec l'heure de l'opération.

Dans d'autres cas j'ai pu constater quelque gêne dans la
motricité générale, et plus particulièrement aux membres
inférieurs. On a accusé aussi quelques troubles dans la vision,
une légère cophose, et un peu d'embarras, ou pour mieux
dire d'irrégularité dans la parole ; mais ces divers accidents
n'ont pas eu de suite et se sont dissipés peu à peu sans
intervention médicale.

Il n'en est pas tout-à-fait de même de la paralysie de la
vessie. Je l'ai observée trois fois sur trois jeunes femmes, qui
ont accouché sous l'influence du chloroforme. — Une d'elle,
à un premier accouchement, malgré l'application du forceps,
pas de chloroforme, pas de paralysie, — à un second accouchement on emploie le chloroforme et la paralysie de la
vessie réclame le cathétérisme pendant douze jours, — à un
troisième accouchement, auquel j'assistais avec mon honorable collègue, le professeur Magail, on nous oblige presque
à permettre l'usage du chloroforme et quoique nous l'em-
ployons à dose très modérée, il y a paralysie de la vessie et
obligation d'avoir recours à la sonde pendant huit jours. Cette

dame, accouche tout dernièrement pour la quatrième fois ; on lui refuse absolument l'usage du chloroforme, et il n'y a pas de paralysie vésicale.

J'ai recueilli deux autres observations tout aussi probantes, puisqu'il y a eu moyen de faire la contre-épreuve. Le fait du reste n'a rien de surprenant, car si l'action des anesthésiques porte en 3ᵐᵉ période, avons-nous dit, sur la moelle épinière, il n'y a pas de raison pour que le trouble de l'innervation se fasse plus longtemps sentir sur la partie inférieure que sur la partie supérieure du cordon médullaire. Et j'ajoute que ce n'est pas un motif de refuser le bénéfice de l'anesthésie aux malheureuses femmes qui souffrent si cruellement pendant les douleurs de l'enfantement. Un accoucheur distingué, Campbell, bien regretté par la haute société parisienne, a publié, en 1874, un mémoire dans lequel il prouve avoir appliqué plus de 900 fois le chloroforme à ses accouchées sans avoir eu à déplorer le moindre accident ; mais il est utile de savoir que s'il n'y a pas d'accidents graves à redouter, on peut cependant se trouver en face de conséquences pour le moins désagréables.

J'ai maintenant à vous signaler deux faits plus graves, observés à trois années de distance l'un de l'autre et dont l'importance ne vous échappera pas.

Il se peut ici encore, laissez-moi le dire de suite, qu'au point de vue étiologique, l'un et l'autre n'aient rien à reprocher au chloroforme et qu'il n'y ait eu là qu'une simple coïncidence ; toutefois, et sans rien conclure prématurément, il faut en prendre note.

Un homme d'un certain âge, doué d'une vive intelligence et n'ayant jamais souffert d'aucune maladie sérieuse, tombe, se blesse, et la nature de sa blessure l'oblige à un repos complet. Peu habitué à une pareille inactivité, il perd le sommeil et il a la malheureuse idée de recourir au chloroforme, dont il abuse malgré les observations de son entourage : il a été atteint d'un double glaucôme.

Une femme de 54 ans, douée d'une bonne constitution, est fréquemment tourmentée par des névralgies dentaires consécutives à des caries multiples. On lui conseille de calmer les douleurs à l'aide d'inhalations de chloroforme ou d'éther : elle aussi s'est trouvée tout à coup affligée d'un glaucôme bilatéral, heureusement opéré à temps — et avec succès — par notre honorable confrère M. de Capdeville.

Enfin, Messieurs, il ne faut pas s'éloigner de beaucoup de nos services hospitaliers pour constater avec regret que depuis quelque temps, des malades opérés avec succès, sous l'influence de l'anesthésie, ont succombé subitement et peu de jours après l'opération sans qu'on ait pu découvrir une seule lésion, quelque minime qu'on la suppose, à laquelle on pût rapporter le décès. Et l'on a dû supposer, avec raison, que l'action des anesthésiques ayant par trop retenti sur la moelle allongée, les troubles fonctionnels de cet important organe ont, à un moment donné, subitement arrêté les mouvements du cœur.

Tels sont, Messieurs, les faits sur lesquels je tenais à appeler votre attention. Bien avertis, vous ne laisserez maintenant échapper aucune occasion de saisir ceux qui se présenteront à votre observation; et sans renoncer à l'utile et remarquable progrès que la chirurgie moderne doit à la vulgarisation de l'anesthésie, vous arriverez à cette conclusion qu'il ne faut pas y avoir recours pour des opérations rapidement faites et d'une importance souvent minime, et qu'ici comme ailleurs, il convient d'écouter l'avis de la sagesse qui nous conseille d'*user de tout* et de *n'abuser de rien*.

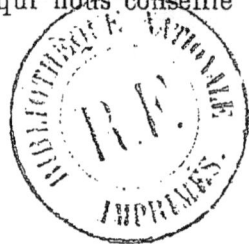

95

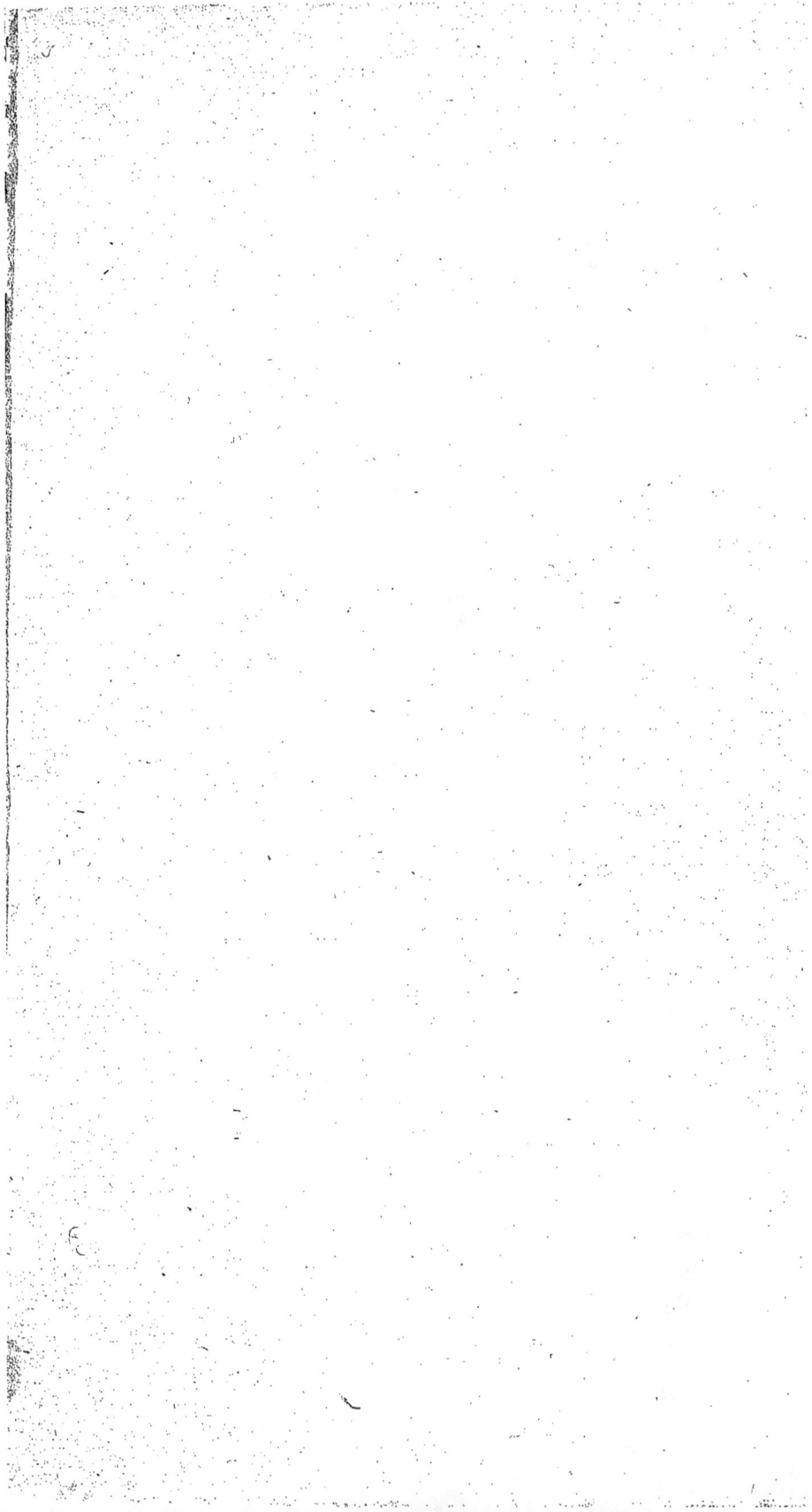

www.ingramcontent.com/pod-product-compliance
Lightning Source LLC
Chambersburg PA
CBHW050401210326
41520CB00020B/6410